CONTRIBUTION

A L'ÉTUDE DU TRAITEMENT

DE LA

PÉRITONITE TUBERCULEUSE

PAR LA

Ponction suivie de lavage avec de l'eau stérilisée chaude

PAR

Le Docteur Jean-Louis-Emile CELLIER

TOULOUSE
IMPRIMERIE MARQUÉS & Cie, BOULEVARD DE STRASBOURG, 22
—
1895

CONTRIBUTION

A L'ÉTUDE DU TRAITEMENT

DE LA

PÉRITONITE TUBERCULEUSE

PAR LA

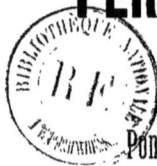

Ponction suivie de lavage avec de l'eau stérilisée chaude

PAR

Le Docteur Jean-Louis-Emile CELLIER

TOULOUSE

IMPRIMERIE MARQUÉS & Cie, BOULEVARD DE STRASBOURG, 22

1895

A LA MÉMOIRE DE MES GRANDS PARENTS

———

A LA MÉMOIRE DE MES FRÈRES

———

A MON PÈRE

———

A MA MÈRE

———

A MES PARENTS

INTRODUCTION

Ayant eu l'occasion de voir dans le service de M. le professeur Caubet, un cas de péritonite tuberculeuse à forme ascitique. traité par la ponction suivie du lavage avec de l'eau stérilisée chaude, nous avons eu la pensée de faire de cette méthode thérapeutique nouvelle, le sujet de notre thèse inaugurale.

Nous rappellerons d'abord les divers traitements employés dans cette affection ; nous en comparerons les résultats.

Nous nous efforcerons ensuite de faire ressortir les avantages de la ponction suivie du lavage avec de l'eau stérilisée portée à une température élevée.

Enfin nous essayerons d'expliquer son mode d'action, en nous appuyant surtout sur les travaux de M. le professeur agrégé Maurel.

Mais avant d'entrer en matière, qu'il nous soit permis de remercier ici tous nos maîtres de leurs bons conseils et de leur précieux enseignement

C'est à M. le professeur Chalot que nous devons la connaissance des principes de la chirurgie ; pendant la durée de nos études médicales, il nous a toujours honoré de sa bienveillance : qu'il soit assuré de notre profonde reconnaissanee.

M. le professeur agrégé Maurel a mis avec la plus

extrême obligeance ses notes à notre disposition ; nous avons fait de larges emprunts dans ses « Recherches expérimentales sur les leucocytes » ; nous sommes heureux de lui adresser nos plus sincères remerciements et l'expression de notre vive gratitude.

Le docteur Baylac a toujours été pour nous un ami fidèle ; c'est à lui que nous devons d'avoir mené à bonne fin ce travail ; qu'il accepte ici nos remerciements et l'assurance de notre durable amitié.

M. le professeur Caubet a guidé nos premiers pas dans l'étude de la médecine et n'a cessé de nous aider de ses conseils ; nous le prions d'agréer l'expression de notre plus sincère reconnaissance et lui adressons nos plus vifs remerciements pour le grand honneur qu'il nous fait, encore aujourd'hui, en acceptant la présidence de notre thèse inaugurale.

PLAN

PREMIÈRE PARTIE

La péritonite tuberculeuse relève à la fois d'un traitement médical et d'un traitement chirurgical. Tous deux comptent des succès.

Traitement Médical

Pendant longtemps, on s'est borné à combattre les divers symptômes de la péritonite tuberculeuse par une médication interne et par une hygiène appropriées.

Localement, on a employé les *révulsifs* sous toutes les formes : vésicatoires, badigeonnages de teinture d'iode ; pointes de feu, etc. On a vu ainsi la guérison survenir.

Le repos au lit suffit, parfois, à faire disparaître l'épanchement ascitique, et on relate des cas de guérison de la péritonite tuberculeuse, à la suite d'applications répétées de collodion, (Millard[1]). Fernet[2] notamment, dans un mémoire sur le tuberculose pleuro-péritonéale, rapporte des cas de guérison de péritonite tuberculeuse obtenue à la suite de l'emploi de toniques et de révulsifs. Comby[3] a publié encore des faits de *guérison spontanée* chez l'enfant et chez l'adulte. Ces exemples ne sont pas rares.

(1) Millard. *Soc. Méd. des Hôpitaux*, 3 nov. 1893.
(2) Fernet. *Soc. Méd. des Hôpitaux*, 1884.
(3) Comby. *Soc. Méd. des Hôpitaux*, 3 nov. 1893.

Le traitement général est ici de la plus grande importance. Augmenter les forces du malade par un régime tonique, fortifiant, par la suralimentation, c'est lui permettre le plus souvent, de lutter avec succès contre les diverses manifestations de la tuberculose.

Les reconstituants sous toutes leurs formes, huile de foie de morue, phosphate de chaux, eaux minérales iodo-bromurées ou sulfureuses, seront d'un précieux secours. L'emploi de la créosote, de l'iodoforme, des badigeonnages de gaïacol ne saurait trop être conseillé.

Enfin la mise en pratique d'une sage hygiène, vie en plein air, exercices modérés, contribuera à hâter la guérison.

Dans certains cas cependant, le traitement médical est insuffisant, et l'on est obligé d'avoir recours au traitement chirurgical.

Traitement Chirurgical

L'histoire du traitement chirurgical de la péritonite tuberculeuse est de date récente, et déjà les moyens employés par les chirurgiens sont nombreux : ponction simple, laparotomie avec ou sans lavage, avec excision, grattage, et résection d'organes tuberculeux, drainage.

Ponction simple. — La ponction a primitivement été faite, comme *moyen palliatif*, dans le but d'évacuer le liquide devenu une gêne pour le malade.

D'autres fois, elle est un moyen de diagnostic entre le kyste de l'ovaire et la péritonite tuberculeuse par exemple.

Certains auteurs, Truc [1] et Heydenreich notamment, pré-

---

(1) Truc. Thèse d'agrégation, 1888.

conisent la ponction comme *moyen curatif*. Quelquefois en effet, elle est une cause d'amélioration et même de guérison. Bruhl [1] en a cité un exemple dans son mémoire sur le traitement de la péritonite tuberculeuse.

Mais le plus souvent, après la ponction, il y a réapparition de l'ascite.

Nous ne partageons cependant pas l'opinion de Routier, qui la considère non-seulement comme inférieure mais même comme plus dangereuse que l'incision.

Laparotomie simple. — Spencer Wells le premier, en 1862, croyant avoir affaire à un kyste de l'ovaire, pratiqua une laparotomie et trouva une péritonite tuberculeuse. Malgré cette erreur de diagnostic, la malade guérit, après avoir présenté pendant quelques jours des accidents de péritonite aiguë.

Spencer Wells [2] rapporte une autre observation de laparotomie pour péritonite tuberculeuse terminée par la guérison. Schucking, Stelwag cités par Kœnig [3] ont observé des cas analogues ; tous sont le résultat d'erreur de diagnostic.

Kœnig [4] a été le premier, en 1884, à conseiller la laparotomie dans le traitement des péritonites tuberculeuses.

Depuis lors, les travaux se sont succédés, et leur liste complète serait longue à donner. Nous citerons, cependant, la thèse de Truc [5] en 1886. Il réunit 13 cas, et cherche

(1) Bruhl. Mémoire sur le trait. de la périt. tuberc. *Gazette des Hôpitaux*, 25 oct. 1890.

(2) Spencer Wells. Tumeur des ovaires et de l'utérus, 1883.

(3) Kœnig. *Central. b. f. chirurg*, 30 août 1890.

(4) Kœnig. *Centralb. f. Chirurg.*, 1884.

(5) Truc. Thèse d'agrégation, 1886.

à poser les indications et les contre-indications de la laparotomie.

Après lui , Audry [1] trouve 63 observations nouvelles avec 8 morts. En 1889, Maurange [2] réunit dans un travail d'ensemble, toutes les observations publiées avant le mois de juillet de la même année. Sur 71 cas, il relève 6 décès post-opératoires et 7 par généralisation.

Dès lors, les travaux se multiplient avec la plus grande rapidité (Lindfou , Kœnig, Demosthènes de Buccharest, Demons, Labbé, Routier, Terrillon, etc.). Vers la fin de 1889, la plupart des chirurgiens se déclarent partisans de la laparetomie qu'ils font le plus souvent suivre de lavage.

Laparotomie avec lavage. — Le lavage a été fait avec les liquides les plus variés. Quelques opérateurs emploient les solutions antiseptiques : solution de sublimé à faible proportion, d'acide phénique, de thymol, d'acide salicylique, d'acide borique.

Quelques-uns laissent à demeure dans la cavité abdominale, un agent modificateur, tel que l'iodoforme.

Le plus grand nombre donnent leur préférence à l'eau bouillie, à l'eau stérilisée.

Les nombreux succès de cette intervention paraissent en avoir fait l'opération de choix.

Laparotomie avec grattage, curettage et ablation d'organes tuberculeux. — Dans d'autres cas, les opérateurs ne se sont pas bornés au lavage de la cavité péritonéale ; ils ont

(1) Audry. *Lyon médical*, 1887.
(2) Maurange. Thèse de Paris, 1880.

curetté, raclé, les fausses membranes et pratiqué l'ablation d'organes tuberculeux qui leur paraissaient être les foyers d'origine de la péritonite tuberculeuse.

Terrillon [1], dans la salpingite tuberculeuse, conseille l'ablation complète des annexes de l'utérus, même si le péritoine est atteint, et, les malades, affirme-t-il, retirent de l'opération un réel bénéfice.

Parfois, avant de fermer l'abdomen, certains chirurgiens ont frotté plus ou moins énergiquement la surface du péritoine avec de la gaze antiseptique ou des éponges afin de déterminer une irritation favorable de cette séreuse. Cette manœuvre ne semble pas avoir joui d'une bien grande faveur.

Drainage. — Dans le but de favoriser la sortie des détritus, corps étrangers, caillots et débris de fausses membranes qui pourraient rester dans la cavité abdominale après le lavage, les Anglais et les Américains ont préconisé le drainage, soit avec un drain en caoutchouc, soit avec de la gaze aseptique.

Laissé en place 24 ou 48 heures, ce drain aurait rendu quelquefois de réels services.

En résumé, toutes les diverses méthodes thérapeutiques, employées dans le traitement de la péritonite tuberculeuse comptent un certain nombre de guérisons. Il n'est pas jusqu'à la méthode expectante, qui n'ait à son actif quelques résultats favorables.

---

(1) Terrillon. *Bull. Méd.*, 10 juillet 1889.

La péritonite tuberculeuse peut être considérée, en effet, comme une des manifestations les moins graves de la tuberculose, une de celles dont l'organisme arrive le plus facilement à triompher.

Il suffit de modifier sensiblement la séreuse péritonéale pour hâter la guérison.

L'eau stérilisée portée à une température modérée, nous paraît être l'agent modificateur par excellence.

Le lavage paraît être, en effet, de tous les moyens thérapeutiques employés, celui qui donne les résultats les plus favorables. Il est le temps le plus important de la laparotomie.

Or, pour laver le péritoine il n'est point nécessaire de l'ouvrir. Une simple ponction peut suffire et permettre le lavage après l'évacuation du liquide ascitique. On peut ainsi procurer au malade tous les avantages de la laparotomie, sans l'exposer aux dangers toujours grands de cette opération qu'il est préférable d'éviter lorsqu'elle ne s'impose pas.

Ce sont là, les raisons qui nous paraissent militer en faveur du traitement de la péritonite tuberculeuse par la ponction, suivie de lavage avec de l'eau chaude, méthode qui vient de faire l'objet d'une communication à la Société médicale des Hôpitaux de Paris, par MM. Caubet et Baylac.

Avant d'étudier cette méthode thérapeutique, qui fait l'objet principal de notre travail, nous allons donner les résultats obtenus par le traitement chirurgical, par la laparotomie.

Résultats de la laparotomie

Les résultats de cette méthode sont des plus variables.

Kœnig, dans sa communication au Congrès de Berlin en 1889, a présenté 131 observations, dont 24 se sont terminées par la mort à une plus ou moins brève échéance, soit une mortalité de 18 %. Chez 107 malades, il a observé une amélioration sensible ; la guérison s'est produite 84 fois. Encore faut-il déduire de ce dernier chiffre, tous les cas où il y a eu de la récidive ou une généralisation, pendant les deux années qui ont suivi l'opération. Il ne reste alors que 30 guérisons radicales, soit 24 % ; un quart environ des malades peut donc être considéré comme guéri.

Dans sa thèse, Maurange donne 83,08 % de succès, dont près de la moitié, 39,43 %, à titre définitif.

Pic[1] ajoute aux 71 observations de la statistique de Maurange, 67 observations nouvelles ou ne figurant pas dans cette statistique, soit 138 observations.

Les 67 laparotomies réunies par Pic donnent 52 guérisons et 15 morts, soit une proportion d'environ 79 % de succès et 27 % d'insuccès.

Dans sa thèse, de Lafont[2] (1893) relate 13 observations de malades opérés par M. le professeur Jeannel. Elles fournissent 6 décès et 7 guérisons, ce qui donne une mortalité de 46 % et une guérison de 53.84 %.

Ces deux dernières proportions de guérison sont nota-

(1) Pic. Thèse de Lyon, 1890.
(2) De Lafont. Thèse de Toulouse, 1893.

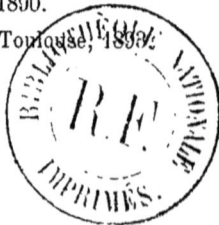

blement inférieures à celles indiquées par Maurange et Kœnig.

Si nous réunissons dans un tableau ces statistiques, on a sur 287 observations, 59 décès, soit une mortalité de 20,55 %; 205 guérisons, soit 71,43 %.

	Observations	Décès	Amélioration passagère	Guérisons	Guérisons depuis 2 ans
Kœnig	131	24	23	84	30 25 %
Maurange ...	71	13	?	58 83,08 %	? 39,4 %
Pic	67	15 26 %	?	52 77,71 %	?
De Lafont ...	13	6 46 %	?	7 53,84 %	4 30 %
Aldibert'	5	1		4	
	287	59 20,55 %		205 71,43 %	

Cette proportion serait encore inférieure à la réalité, si on ne voulait considérer comme guéris, que les opérés suivis depuis deux ans; malheureusement, on perd souvent les malades de vue.

Kœnig et de Lafont sont les seuls à relever des observations d'opérés qui sont restés guéris pendant plus de deux ans.

(1) Aldibert. Thèse de Paris, 1892

DEUXIÈME PARTIE

1° PONCTION ET LAVAGE AVEC DE L'EAU SATURÉE D'ACIDE BORIQUE (DEBOVE).

En 1886, Truc, dans sa thèse d'agrégation, avait émis l'hypothèse qu'il serait possible d'arrêter les accidents de la péritonite tuberculeuse, en faisant suivre la ponction d'une injection *d'éther iodoformé* dans la cavité péritonéale.

Ce traitement ne fut jamais appliqué, et il ne saurait l'être, étant donné les propriétés irritantes et sidérentes à la fois de l'éther iodoformé.

Quelques temps après, Maurange proposait de substituer à l'éther iodoformé la *vaseline liquide*, comme véhicule de l'iodoforme, qu'il reconnaît être un excellent modificateur des lésions tuberculeuses.

La vaseline n'a, en effet, aucun des inconvénients de l'éther; c'est un produit inoffensif, auquel dit-il, l'iodoforme s'incorpore très bien et grâce auquel, il peut être employé sans danger dans la thérapeutique abdominale.

Nous devons ajouter que ce traitement ne fut jamais appliqué.

A M. Debove[1] revient l'honneur d'avoir publié le pre-

---

[1] Debove, *Bullet. de Soc. méd. des Hôpitaux*, 10 octobre 1890.

mier, un cas de guérison de péritonite tuberculeuse *par la ponction suivie du lavage avec de l'eau bouillie saturée d'acide borique.*

Voici, du reste, le résumé de cette observation :

OBSERVATION

(DEBOVE)

Une femme, âgée de 28 ans, est entrée dans mon service le 9 juillet. Depuis un mois, elle souffrait du ventre. Lorsque nous l'examinons, nous constatons qu'il existe une ascite assez considérable, que l'état général est mauvais, qu'il y a une émaciation considérable, une température de 40 degrés.

Nous diagnostiquons une péritonite tuberculeuse.

Il nous serait loisible de donner par le menu le détail de cette observation, pour montrer que notre diagnostic était exact ; qu'il nous suffise de dire que nous avons injecté à trois cobayes, dans le péritoine, le liquide de l'ascite et que tous les trois se tuberculisèrent.

Le 12 juillet, nous ponctionnons l'abdomen et retirons plus de 6 litres d'un liquide transparent et citron, puis nous faisons un lavage avec deux litres d'eau saturée d'acide borique. L'eau, aussi bien que tous les appareils servant à cette opération, avaient été stérilisés à l'autoclave, à une température de 120 degrés.

Le soir, la température qui, le matin, était de 38°, s'élevait à 40°4. Les jours suivants, la température baissait, l'état général s'améliorait, le ventre peu à peu reprenait son volume normal. Au bout de huit jours, la situation de la malade s'est très améliorée, et depuis le 11 août, il n'y a plus de température s'éloignant de la normale ; les forces de la malade, l'embonpoint croissant (augmentation de 12 livres en deux mois), peuvent faire croire que la malade est guérie.

Comme on le voit, le principe de la méthode de Debove est la suivante : évacuer d'abord le liquide infectant, et ensuite modifier la séreuse en créant un milieu de culture peu favorable à la pullulation des bacilles.

2º PONCTION ET INJECTION DE NAPHTOL-CAMPHRÉ (RENDU).

Quelque temps après, dans le même but, Rendu injecte, après la ponction, par la canule qui était restée fixée à l'abdomen, le contenu de cinq seringues de · Pravaz de naphtol camphré, ce qui équivalait à environ 10 grammes de ce liquide. Il laisse ensuite le naphtol se mélanger librement dans la cavité péritonéale avec le reste du liquide de l'ascite.

La guérison fut complète et l'ascite ne s'est pas reproduite.

OBSERVATION. — (Résumé.)

(RENDU)   .

Augustine V..., 25 ans. Parents sains. Sa santé a toujours été bonne.

Le 15 mai 1893, elle entre à l'hôpital, pâle, amaigrie, fatiguée. Son abdomen est tendu, météorisé; sous l'ombilic, une zone de matité mobile suivant les déplacements de la malade. Sensation de flot très nette. Au-dessus de l'ombilic, sensation d'empâtement. L'infiltration gagnait les membres inférieurs qui étaient œdématiés.

Cœur et reins normaux. Foie pas modifié, ni douloureux.

Par exclusion, le diagnostic de péritonite tuberculeuse s'impose. Début insidieux, avec inappétence, nausées, alternance de diarrhée et de constipation, puis flatulence permanente. L'abdomen s'était progressivement distendu et était le siège de douleurs sourdes.

Les plèvres étaient prises. Matité à la base du poumon gauche jusqu'à l'angle de l'omoplate; souffle doux à timbre pleurétique, égophonie; à droite, l'épanchement commençait à se produire.

En quatre mois, la malade avait perdu 10 kilogr. de poids. Chaque soir, elle avait la fièvre et sa température oscillait entre 38 et 39 degrés.

Toux très légère, pas d'expectoration. Voix retentissante et respiration rude au sommet droit.

Le 22 mai on retire par une ponction 7 litres de sérosité claire très albumineuse.

Par la canule, injection de 10 grammes de naphtol camphré pur. Tout d'abord coliques intestinales sans diarrhée.

Le lendemain soir, la température fut de 39°,6 ; le 26, vomissements. T. 38°.

Les jours suivants l'appétit revient, et la fièvre tombe définitivement.

Le 15 juillet, convalescence, appétit bon, digestion régulière, ventre souple.

Les phénomènes pulmonaires et pleuraux se sont amendés. La malade a augmenté de poids. Quatre mois après la ponction, la guérison persiste.

Un an après la communication de M. Rendu, M. Spilmann publiait, à la Société Médicale des Hôpitaux, un nouveau cas de guérison de péritonite tuberculeuse par la ponction suivie de l'injection de 10 grammes d'une solution de naphtol camphré, chez un enfant de 13 ans.

Les phénomènes péritonéaux ont sensiblement diminué à partir du moment où l'injection de naphtol a été faite.

Huit mois après, la guérison paraissait absolue.

OBSERVATION. — (Résumé.)

(SPILMANN)

L..., 13 ans.

Pas d'antécédents héréditaires. Pas de maladie sérieuse.

En novembre 1893, rhume et forte fièvre qui le força à garder le lit.

Douleurs de tête continuelles et points dans le côté gauche du ventre.

Vers le 15 janvier 1891, sueurs nocturnes, toux, fièvre le soir. Ventre augmenté de volume.

Entre dans le service le 20 février. Pâle, amaigri, le ventre mesure 0,73 centimètres au niveau de l'ombilic. Fluctuation manifeste avec matité jusqu'à l'ombilic : alternatives de diarrhée et de constipation. Diminution de sonorité sous la clavicule droite : inspiration saccadée, expiration prolongée.

En arrière souffle expiratoire dans les 2 fosses sus et sous épineuses, surtout à droite ; voix chevrotante.

Température le soir entre 39° et 39',4 ; le matin entre 38° et 39°,4. Pouls assez faible à 120.

Le 8 février ponction avec aspirateur de Dieulafoy.

On retire 850 gr. d'un liquide jaune citron. Injection dans le péritoine de 10 grammes d'une solution de naphtol camphré avec seringue exploratrice suivie de léger massage ; dans la journée, quelques vomissements avec céphalée intense. T. 30°2. P. 128.

Le 12, on perçoit nettement un gâteau péritonéal, à la hauteur de l'ombilic. Toux plus fréquente.

Jusqu'au 14 avril, la température vespérale dépasse 39°. Le ventre a diminué de volume, est souple, pas douloureux. Le 14, le malade retrouve l'appétit et les symptômes pulmonaires s'amendent. Il sort le 24 avril.

Revu en juillet, on ne trouve plus aucun signe de lésions, ni au ventre, ni aux poumons.

3° Inconvénients de l'injection des solutions antiseptiques dans la cavité péritonéale.

Les antiseptiques jouissent, à juste titre, d'une grande réputation, lorsqu'il s'agit de lutter contre les microbes ou leurs produits solubles. Ils présentent alors des avantages incontestables.

Mais dans une opération abdominale où le péritoine est en jeu, et où une certaine quantité de liquide peut séjourner dans sa cavité, ces antiseptiques ont de grands inconvénients.

Il peut y avoir absorption d'une certaine quantité de liquide antiseptique et en résulter des accidents sérieux.

En 1890, Kœnig, dans un mémoire présenté au Congrès de Berlin, rapporte 80 cas de péritonite tuberculeuse où l'on a fait usage de solutions antiseptiques diverses, et 50 cas où l'on ne s'est pas servi de désinfectants. Les cas de guérison les plus nombreux appartiennent à cette dernière catégorie.

Les lavages aseptiques paraissent avoir été plus favorables que les lavages antiseptiques.

A l'occasion de la communication de M. Rendu, M. Le Gendre communique les résultats d'expériences faites sur des animaux avec le naphtol camphré. Il faisait ces injections dans la plèvre et dans le péritoine de cobayes et de lapins sains. La plupart succombaient rapidement, avec des accidents convulsifs. A l'autopsie, on constatait de l'hyperhémie des centres nerveux et des méninges.

Dans ces derniers temps, un cas de mort à la suite d'une injection de naphtol camphré dans la cavité péritonéale est venu amoindrir la statistique déjà brillante de cette méthode.

Une fillette de 7 ans, à qui M. Netter avait injecté par une ponction abdominale 5 cc. de naphtol camphré, a succombé peu après, en présentant des phénomènes convulsifs, rappelant ceux de l'éclampsie.

Voici le résumé de cette observation :

OBSERVATION

(NETTER)

Fillette de 7 ans dont le père est tuberculeux.

Depuis l'âge de 4 ans elle tousse. Son ventre a commencé à grossir 2 mois avant l'intervention, et l'augmentation fait sans cesse des progrès. Toutefois, il n'est pas douloureux. Alternative de diarrhée et de constipation.

L'enfant a de la fièvre, ses crachats sont puriformes, son teint général est jaunâtre.

Le foie est uniformément augmenté de volume, il dépasse de trois travers de doigt le rebord costal.

L'ascite est libre.

Le sommet des deux poumons est attaqué ; submatité, respiration rude, expiration prolongée, craquements, retentissemen de toux et de la voix. Dans les crachats, pas de bacilles tuberculeux.

Les veines de la paroi abdominale sont peu apparentes.

L'urine ne renferme pas de pigment biliaire.

Depuis son entrée à l'hôpital, qui date de trois mois, le poids de l'enfant a diminué de 2 kil. 400.

Le liquide ascitique a augmenté de volume et gêne fortement la respiration.

On pratique une première ponction exploratrice afin de rechercher les qualités du liquide et l'inoculer à des cobayes.

On en sort 20 grammes. 3 et 10 centimètres cubes sont injectés dans la péritoine de deux cobayes.

Examiné sur cinq lamelles, ce liquide ne paraît recéler qu'un *bacille unique*, ayant la longueur et la minceur du bacille de Koch.

Le diagnostic de péritonite tuberculeuse est admis et, sans attendre le résultat des inoculations aux cobayes, la ponction est pratiquée dans le flanc gauche. Il est retiré 3.500 grammes d'un liquide citron assez limpide, et une certaine quantité laissée dans le péritoine. Par la canule, il est injecté 5 centimètres cubes de naphtol camphré environ. Pansement antiseptique.

Trois quarts d'heure après la ponction, l'enfant est agitée, a une crise rappelant l'éclampsie, avec raideur musculaire, contracture, écume sanguinolente aux lèvres.

Le pansement est défait ; chloroforme, injectiou d'éther, respiration artificielle. On cherche alors à retirer le naphtol camphré et on injecte 1 litre d'eau boriquée bouillie, que l'on retire par aspiration ; il n'y a pas l'odeur du camphre.

Les crises se succèdent à 10 minutes d'intervalle, puis s'espacent et cont moins violentes, mais la respiration est plus embarrassée. L'enfant succombe dans la soirée.

Autopsie. — Le péritoine, qui tapisse la paroi abdominale antérieure est très injecté, de couleur hortensia.

La cavité péritonéale renferme une proportion considérable d'un liquide jaune ambré. A la surface de l'intestin on trouve des fausses membranes fibrineuses récentes très fines.

Les poumons ont des lésions peu marquées. Les ganglions bronchiques sont caséeux.

L'examen microscopique du foie, qui a une apparence muscade, montre de la sclérose et une dilatation très marquée des capillaires.

Le muscle cardiaque est aussi sclérosé.

L'autopsie a donc établi que l'enfant n'était nullement atteinte de péritonite tuberculeuse. L'ascite était liée à une cirrhose du foie, qui elle-même aura pu être sous la dépendance d'une sclérose cardiaque.

Les altérations du péritoine récentes sont sans doute dues à l'*injection irritante*.

Cette observation nous montre que l'injection de naphtol camphré dans la cavité péritonéale n'est pas sans danger. Le péritoine est en effet d'une susceptibilité extrême, comme

l'ont démontré les expériences de laboratoire et les observations cliniques.

Notre excellent ami, le docteur Baylac, a entrepris une
série d'expériences sur la toxicité du napthol camphré et
sur son mode d'action chez les animaux. Les résultats
obtenus doivent faire l'objet d'un travail spécial. Nous sommes cependant autorisé à déclarer que le napthol camphré
est un des agents thérapeutiques les plus toxiques pour les
animaux. Il les tue à des doses extrêmement minimes,
après avoir déterminé chez eux des phénomènes convulsifs
se manifestant sous formes de crises épileptiformes.

En résumé si les antiseptiques présentent d'une manière
générale des avantages incontestables, il n'en saurait être
de même dans le traitement de la péritonite tuberculeuse.

Il est prudent de n'utiliser, ici, que les antiseptiques
extrèmement faibles (acide borique), ceux dont l'emploi ne
présente aucun danger.

Encore vaudra-t-il mieux se servir de liquides purement
aseptiques, qui peuvent séjourner dans la cavité abdominale
sans déterminer d'accidents.

Chez le malade dont l'observation a été le point de
départ de ce travail, MM. Caubet et Baylac, ont utilisé l'action de la chaleur.

Ils ont fait suivre l'évacuation du liquide ascitique d'un
lavage avec de l'eau stérilisée portée à la température de
48 degrés.

TROISIÈME PARTIE

Traitement de la Péritonite tuberculeuse par la ponctien suivie de lavage avec de l'eau stérélisée chaude (MM. Caubet et Baylac).

Déjà, depuis une quinzaine d'années, quelques chirurgiens préconisent l'emploi de l'eau chaude dans le traitement des diverses affections chirurgicales.

Reclus, dans ses « Cliniques » recommande l'emploi systhématique de l'eau chaude. Depuis, de nombreux expérimentateurs se sont efforcés de démontrer les propriétés stérélisantes de l'eau portée à une température élevée.

En 1893, M. le professeur Jeannel a communiqué à l'Académie de Médecine, une note sur le traitement des tuberculoses locales par l'eau bouillante (ébouillantement)· Sans aller cependant jusqu'à employer des températures aussi élevées, la plupart des médecins utilisent l'action de l'eau chaude dans le traitement des plaies atones, des ulcères et de toutes les inflammations superficielles, lymphangites, phlébites, phlegmons circonscrits ou diffus, anthrax et et furoncles.

Il n'est pas jusqu'aux affections de l'utérus et de ses annexes, qui n'aient été favorablement modifiées par l'eau chaude.

Dans une de ses dernières leçons, Reclus (¹) conseille

---

(1) Reclus : Clinique de la Pitié, *Semaine Médicale*, 13 novembre 1895

dans les affections du petit bassin l'emploi des lavements d'eau portée à une assez haute température. « Je ne suis jamais intervenu dans les affections du petit bassin, dit-il, avant d'avoir eu recours à un traitement médical, dont les lavements d'eau chaude, constituent le facteur principal. » Et plus loin, il ajoute : « Les succès obtenus sont tels, que je n'opère guère en définitive, qu'une sur trois des malades entrées pour ovaro-salpingites avérées. »

Dans le traitement de la péritonite tuberculeuse, si quelque rares, chirurgiens avaient fait suivre la laparotomie d'un lavage avec de l'eau chaude, personne avant MM. Caubet et Baylac n'avait eu la pensée de combiner cette méthode thérapeutique avec celle de Debove.

Débarrasser, par une ponction, l'abdomen de son épanchement toxique, et laver ensuite, par l'ouverture du trocart, la cavité péritonéale avec de l'eau stérélisée portée à la température de 46° degrés, tel est le but qu'ils se sont proposés.

Leur espoir n'a pas été déçu.

OBSERVATION

Recueillie dans le service de M. le Professeur Caubet, par M. le docteur Baylac, chef de clinique médicale.

Raymond P.., 17 ans, entré à l'hôpital le 15 décembre 1894, salle Notre-Dame, n° 15, sorti le 21 janvier 1895.

Antécédents héréditaires. — Les grands-parents, sauf la grand-mère paternelle morte emphysémateuse, sont encore en vie.

Père 45 ans, gendarme, bien portant.

Mère 38 ans, également bien portante.

Deux frères âgés l'un de 15 ans, l'autre de 16 ans, sont en bonne santé ; ils ne sont pas sujets aux bronchites. Enfants, ils ont eu de l'impétigo et des adénites multiples.

Antécédents personnels. — Nourri au sein par sa mère jusqu'à l'âge de 15 mois. Pas de maladie de l'enfance ni de l'adolescence : à signaler, cependant, des engorgements ganglionnaires du cou et des aînes. Il est resté à l'école, près de sa famille, jusqu'à 15 ans. Il quitte à ce moment la campagne et va dans une ville voisine apprendre la comptabilité.

Il en résulte pour lui un changement complet d'existence. Livré à lui-même il commence à s'amuser, à boire. Quelques temps après, pendant l'hiver de 1893-1894, il contracte la grippe : courbature, céphalalgie, fièvre et bronchite tenace. La convalescence est longue, il reprend difficilement ses forces; son appétit reste diminué : amaigrissement léger.

Vers la fin de l'été, il constate une augmentation de volume de l'abdomen. Il n'y attache pas grande importance, au début, il n'existe pas de douleur ; la pression elle-même est indolore. Les longues courses ne paraissent pas l'incommoder. Les fonctions intestinales sont à peu près normales, sauf des diarrhées passagères et de courte durée.

Cependant, au mois d'octobre, son ventre étant plus volumineux il se décide, sur les conseils de sa famille, à aller voir un médecin, qui lui ordonne le régime lacté, des applications de cataplasmes chauds sur le ventre et des diurétiques variés.

Un deuxième médecin engage le malade à garder le repos, et lui laisse entrevoir la nécessité, faute d'amélioration, de procéder à l'évacuation du liquide contenu dans la cavité péritonéale, à l'aide d'une ponction.

Dans la deuxième quinzaine du mois de novembre, cette évacuation est jugée indispensable. Auparavant, la famille désire avoir l'opinion de M. le professeur Caubet, et le jeune malade est conduit à l'Hôtel-Dieu le 15 décembre 1894.

Etat actuel. — De taille au-dessus de la moyenne, il paraît robuste, bien constitué. Rien ne fait prévoir l'affection dont il est atteint : la face, cependant, est un peu amaigrie, le visage est pâle et la famille nous apprend, qu'il a maigri depuis quelques mois.

Quand il marche, il porte son tronc et sa tête légèrement en arrière ; l'abdomen proémine en avant et attire tout d'abord l'attention.

Examiné dans le lit, le ventre est uniformément distendu. La cicatrice ombilicale est effacée. Sous la peau, se dessinent quelques veines sous-cutanées qui ne paraissent pas constituer une circulation supplémentaire, et ne rappellent en rien la tête de Méduse.

Les parois abdominales sont épaissies, on a une sensation de mollesse, d'empâtement. Les anses intestinales, refoulées vers la région sus-ombilicale, donnent également l'impression de gros cordons mous. L'empâtement est surtout net immédiatement au dessus de l'ombilic. La palpation ne réveille aucune douleur.

. A la percussion, on constate une matité dont la limite supérieure représente une ligne courbe à concavité dirigée vers en haut. Elle mesure, sur la ligne médiane, 0,23 cm. de hauteur, et dépasse l'ombilic de 0,07 cm. Cette matité est due à la présence d'un épanchement dans la cavité péritonéale, épanchement qui donne une fluctuation très nette.

Le liquide paraît libre dans l'abdomen, · et se déplace suivant les différentes positions prises par le malade. Dans la situation horizontale, il distend les flancs et donne à l'abdomen l'aspect du ventre de batracien.

Au-dessus du liquide, surtout à l'épigastre, on a du météorisme.

Le *foie* mesure 0,15 cent. sur la ligne mamelonnaire ; son bord supérieur est situé à 0,02 cent. au-dessous du mamelon ; son bord inférieur ne dépasse pas le rebord des fausses-côtes. Le malade n'a jamais eu d'ictère.

La *rate* n'est pas augmentée de volume.

Le *cœur* est normal ; la pointe bat dans le cinquième espace intercostal gauche, un peu en dedans de la ligne mamelonnaire ; pas de bruit de souffle, pas de dédoublement. Rien à signaler du côté des vaisseaux.

Poumons. — Au sommet droit, dans le creux sous-claviculaire, nous constatons une diminution de la sonorité et de l'élasticité ; les vibrations vocales sont légèrement augmentées ; il existe un retentissement plus marqué de la voix ; pas de craquements ; l'inspiration est rude, saccadée ; l'expiration est peut-être un peu prolongée.

A gauche, rien de particulier.

Le malade accuse une toux sèche, quinteuse, sans expectoration.

Les *reins* fonctionnent bien : la quantité d'urine émise en vingt-quatre heures est cependant inférieure à la normale (650cc environ), il n'y a pas d'albuminurie ; la densité est de 1,025 ; l'urée excrétée est de 25 grammes par litre, soit 16 grammes par vingt-quatre heures.

Système ganglionnaire. — Dans les régions sous-maxillaire, nous trouvons des ganglions nombreux de volume variable (noisette, noix) ; aux aînes, aux aisselles et dans les creux sus-claviculaires, petits ganglions, durs, en grains de plomb.

L'état général est bon ; pas de diarrhée, constipation légère. L'appétit est cependant diminué ; les digestions se font assez bien.

Toux légère le matin. Pas de sueurs nocturnes. Pas d'œdème des membres inférieurs, ni des parois abdominales.

On porte le diagnostic de *péritonite tuberculeuse à forme ascitique.*

Pour s'assurer de l'intégrité absolue du foie, de son bon fonctionnement, on recherche la glycosurie alimentaire : 150 grammes de sirop de sucre sont absorbés par le malade, sans qu'on puisse constater la moindre trace de glycose dans les urines. Il n'existe donc pas d'insuffisance de la glande hépatique, et l'ascite n'est pas due à un obstacle dans la circulation porte à ce niveau.

On propose alors à la famille du malade de procéder par une ponction à l'évacuation du liquide ascitique et de laver la cavité péritonéale avec de l'eau stérilisée chaude.

Cette opération a lieu le 20 décembre 1894 ; avant la ponction, les dimensions de l'abdomen sont les suivantes :

5

Circonférence passant par l'ombilic : 0,91 centimètres ;

Circonférence passant par le rebord des fausses côtes : 0,96 centimètres ;

Distance de l'ombilic à l'épine iliaque antérieure et supérieure droite : 0,21 centimètres ;

Distance de l'ombilic à l'épine iliaque antérieure et supérieure gauche : 0,22 centimètres.

Après une large asepsie de tout le côté gauche de l'abdomen, on fait la ponction sur le milieu de la ligne qui va de l'ombilic à l'épine iliaque antérieure et supérieure. On retire 7 litres 1/2 d'un liquide jaune citrin et légèrement louche.

Immédiatement après l'évacuation, on procède au lavage du péritoine, avec de l'eau stérilisée portée à 48⁰. On se sert, à cet effet, d'un laveur ordinaire stérilisé à l'autoclave, avec une pression de 1ᵐ50 centimètres environ. On fait ainsi pénétrer 10 litres d'eau que l'on retire immédiatement ; un seul litre est laissé dans la cavité péritonéale.

Le malade n'accuse aucune douleur ; pas de dyspnée ; pas d'accélération du pouls : 72 pulsations à la minute. Il supporte sans plaintes, la température de l'eau injectée.

La durée de l'opération a été de une heure environ.

Nous relevons alors les mensurations suivantes :

Circonférence de l'abdomen au niveau de l'ombilic : 0,84 cent. ;

Circonférence au niveau des fausses côtes : 0,88 centimètres ;

Distance de l'ombilic à l'épine iliaque antérieure et supérieure droite : 19 centimètres.

Distance de l'ombilic à l'épine iliaque antérieure et supérieure gauche : 0,20 centimètres.

20 décembre, soir. — Nous revoyons le malade à 6 heures. Il est vivement impressionné par le départ de ses parents qui ont passé l'après-midi près de lui.

Pouls régulier : 86. Respiration calme. Température : 36⁰,7.

La palpation du ventre ne réveille aucune douleur.

Il a uriné 300 cc.

21 décembre, matin. — Nuit calme ; pas de sommeil cependant malgré une piqûre de morphine (un centigramme).

Température : 36º,8. Pouls : 90.

Ventre très souple et indolore. Les anses intestinales que l'on peut facilement examiner, sont épaissies et augmentées de volume. Au-dessus de l'ombilic elles paraissent agglutinées et constituent un véritable gâteau péritonéal.

Urines des 24 heures : 600 cc. Densité : 1027.

Urée : 32 grammes par litre. Pas d'albumine.

Régime . Chocolat, bouillons, café, thé, vin de Bordeaux, benzo-naphtol (2 grammes).

21 décembre, soir. — T. : 37º ; P. : 82. Journée tranquille.

22 décembre, matin. — Le malade a bien dormi. T. : 36º,4 ; P. : 80.

Urines : 400 cc. Une selle moulée.

Même état du ventre.

Même régime.

22 décembre, soir. — T. : 36º,6. P. : 90. L'empâtement du ventre diminue.

Circonférence au niveau de l'ombilic : 0,80 centimètres.

Circonférence au niveau des fausses côtes : 0,83 centimètres.

23 décembre, matin. — Le malade demande à manger. Pas de diarrhée, ni de constipation. Pas de vomissement. T. : 34º,3. P. : 86. Urines, 400 cc.

24 décembre, matin. — L'amélioration s'accentue ; l'ascite a complètement disparue.

Circonférence au niveau de l'ombilic : 0,77 c. m. 1/2.

nférence au niveau des fausses côtes : 0,82.

Distance de l'épine iliaque antérieure et supérieure droite à l'ombilic : 0,17 centimètres.

Distance de l'épine iliaque antérieure et supérieure gauche à l'ombilic : 0,16 centimètres.

T. : 36º,5. P. : 78. Urines : 700 cc.

Le malade insiste pour avoir l'autorisation de manger. On lui accorde une portion de volaille et un œuf.

25 décembre, matin. — Nuit bonne, sommeil tranquille, ventre souple ; pas de fluctuation. La rénittence produite par les anses intestinales épaissies est moindre.

Entre les muscles grands droits existe un écartement notable (0,03 cent.).

Circonférence au niveau de l'ombilic : 0,77 cent. 1/2.

Circonférence au niveau des fausses côtes : 0,81 cent. 1/2.

T. 36°6 ; P. 85 ; Urines, 800 cc.

L'appétit augmente, et le malade demande à manger davantage. Constipation légère.

26 décembre, matin. — T. 36°5 ; P. 90 ; Urines, 850 cc.

Il n'y a pas de trace de liquide dans les fosses iliaques ; l'empâtement a considérablement diminué et les anses intestinales paraissent plus mobiles.

L'état général s'améliore. Le malade reprend des forces. La constipation persiste cependant. Les digestions se font bien.

27 décembre, matin. — Le malade s'assied sur son lit ; il voudrait même se lever.

T. 37°. P. 78. Urines, 760 cc.

28 décembre, matin. — Il entre franchement en convalescence. Il mange bien, ses digestions sont régulières ; la constipation a cessé et l'induration, constatée précédemment, tend à disparaître.

Les jours suivants, la guérison s'affirme d'une manière définitive.

L'ascite ne s'est pas reproduite. En revanche, la quantité d'urine émise augmente chaque jour ; elle est de :

1.100 cc. le 29, de 850 cc. le 30, de 990 cc. le 31, de 800 cc. le 1er janvier, de 850 cc. le 2, de 900 cc. le 3, de 970 cc. le 4, de 1.150 cc. le 5, de 1.050 cc. le 6, de 1.000 cc. le 7, etc...

Elle est, les jours suivants, inférieure à 1.000 cc.

La densité varie entre 1.020 et 1.023. L'urée reste en moyenne de 16 gr. par litre.

Le malade se lève le 10 janvier.

La circonférence de l'abdomen au niveau de l'ombilic est de 0,77 cm. 1/2.

La circonférence au niveau des fausses côtes est de 0.77 cm.

La distance de l'ombilic à l'épine iliaque antérieure et supérieure droite : 0.16 cm.

La distance de l'ombilic à l'épine iliaque antérieure et supérieure gauche : 0.15 cm.

Il quitte l'hôpital le 20 janvier 1895. Toute trace de l'épanchement a disparu. L'empâtement n'existe plus guère que dans le flanc droit. Le malade a augmenté de poids. Il a un excellent appétit : digestions faciles, selles régulières.

En revanche, les phénomènes pulmonaires (sommet droit) ne se sont guère modifiés.

Voici l'analyse du liquide de l'ascite, faite par M. Gérard, professeur agrégé à la Faculté.

Liquide légèrement alcalin, légèrement visqueux, jaune verdâtre.

Matières totales dissoutes.......	67 gr. 80	pour 1000.
Matières solides..............	3 gr. 15	—
Substances organiques.........	64 gr. 65	—
Albumine (sérine).............	57 gr. 40	—
Chlorure de sodium	2 gr. 24	—
Phosphates salins.............	Traces.	
Hydropisine.................	Néant.	
Urée.	0 gr. 42	—

Présence d'un peu de fibrine.

C'est là la composition ordinaire des liquides inflammatoires.

En revanche, l'examen sur lamelles de ce liquide ne nous a pas permis de déceler la présence de microorganismes, et l'inoculation à un cobaye (1 cc.) est restée sans résultat comme dans plusieurs observations rapportées par Pic et Netter.

Le malade est revu au mois de mai et au mois d'août.

En mai, il ne reste ni induration, ni adhérences appréciables, ni douleur à la pression. Le ventre a encore diminué de volume.

Circonférence au niveau de l'ombilic : 0.76 cm.

Circonférence au niveau des fausses côtes : 0.76 cm.

Distance de l'ombilic à l'épine iliaque antérieure et supérieure droite : 0.15 cm. 1/2.

Distance de l'ombilic à l'épine iliaque antérieure et supérieure gauche : 0.14 cm.

Etat général bon ; bon appétit, pas de diarrhée, ni de constipation. Poids : 70 kil. Cœur normal. Matité hépatique sur la ligne mamelonnaire : 0.15 cm.

Les signes sthétoscopiques du poumon droit persistent.

Au mois d'août, la rétraction de l'abdomen est encore plus accusée. Le malade a augmenté de poids. Il se croit complètement guéri et désire s'engager dans l'armée. En présence de la persistance des symptômes pulmonaires, nous l'engageons à attendre quelque temps et à venir nous revoir.

Nous avons appris, dans les premiers jours de décembre 1895, son entrée au régiment.

MANUEL OPÉRATOIRE

Le manuel opératoire comprend plusieurs temps :

1o Stérilisation de l'appareil et de l'eau devant servir au lavage ;

2o Asepsie de l'abdomen ;

3° Opération.

Stérilisation. — M. Debove avait imaginé un grand ballon[1] en verre, ayant une capacité de plusieurs litres, et à col assez long. Le col du ballon est fermé par un bouchon de caoutchouc, percé de deux trous destinés à recevoir chacun une tubulure. La première de ces deux tubulures

---

(1) Mathis. Thèse de Paris, 1890.

descend très peu dans le ballon et est en communication
par sa partie supérieure avec un tuyau en caoutchouc, ter-
miné par une poire analogue à celle dont on se sert pour le
thermocautère. Cette poire est destinée à envoyer de l'air
dans le ballon ; pour y déterminer sur la surface du liquide,
une certaine pression. L'autre tubulure descend jusqu'au
fond du ballon de façon à plonger entièrement dans le
liquide qui le remplira, et par sa partie supérieure, qui est
hors du ballon, elle communique par l'intermédiaire d'un
tuyau en caoutchouc avec le trocart. Il suffit de presser la
poire de caoutchouc, pour augmenter la pression de l'air
dans le ballon et forcer le liquide à sortir par le trocart.

Nous ajouterons que, malgré les avantages présentés par
le ballon de M. Debove, un appareil spécial ne nous paraît
pas indispensable. Un simple réservoir, placé à une certaine
hauteur et relié par un tube en caoutchouc au trocart, un
appareil à douche d'Esmark, un vide-bouteille, un irriga-
teur quelconque d'une contenance de deux à trois litres
peut suffire. Il importe cependant qu'il puisse être facilement stérilisé à l'autoclave.

Quant à l'eau du lavage, on se servira soit de l'eau dis-
tillée, soit de l'eau bouillie, soit encore de préférence, de
l'eau stérilisée à l'aide d'un autoclave, ou de tout autre appareil combiné pour la stérilisation de l'eau sous pression.

Cette eau devra être conservée dans des vases également
stérilisés et maintenus au bain-marie à une température de
48 degrés.

Comme trocart, on pourra se servir d'un simple trocart
de 3 millimètres de diamètre, d'un trocart à hydrocèle, par
exemple. Les aspirateurs de Debove et de Dieulafoy pour-
ront servir également.

Asepsie de l'abdomen. — Avant de procéder à la ponction, il est indispensable de faire la désinfection de la peau du malade, non seulement au point où va être pratiqué la paracentèse, mais encore sur une vaste étendue.

Après un lavage à l'eau chaude et au savon, on enlèvera avec le rasoir les poils et tous les corps étrangers qui seraient adhérents à la peau.

On fera ensuite un deuxième lavage avec l'alcool et l'éther pour enlever toutes les matières grasses et on terminera par des lotions au sublimé (solution à 1/1000).

Opération. — La ponction sera faite de préférence dans le flanc gauche, sur le milieu d'une ligne allant de l'ombilic à l'épine iliaque antérieure et supérieure. On aura eu le soin de flamber à la flamme d'une lampe à alcool, le trocart et, après l'avoir laissé refroidir, on l'enfoncera brusquement dans l'abdomen.

Cette ponction ne provoque, en général, aucune douleur Chez certains sujets pusillanimes, on pourra cependant faire soit une injection sous-cutanée de chlorhydrate de cocaïne, soit des applications de compresses imbibées de cet anesthésique.

On retirera ainsi la plus grande quantité de liquide possible. On pourra faire coucher le malade sur le côté gauche. Il sera prudent, toutefois, de lui imprimer le moins de mouvements.

Quand l'écoulement du liquide aura cessé, on commencera à effectuer le lavage du péritoine, en se servant de l'appareil choisi comme nous l'avons indiqué plus haut.

Une pression de 1 m. 50 cent. est rendue nécessaire pour permettre à l'eau de se répandre dans toutes les parties de

l'abdomen. Dans le réservoir, cette eau devra être à la température de 48°, si l'on veut qu'elle arrive dans le péritoine
à celle de 46°. Cette perte de calories est rendue inévitable
par la longueur du trajet. On fait ainsi pénétrer dans l'abdomen 3 ou 4 litres d'eau que l'on laisse écouler ensuite. Puis
on recommence le lavage. On peut employer jusqu'à 12 et
14 litres de liquide.

L'eau qui a servi au premier lavage sort louche, tenant
en suspension de nombreux flocons (fibrine). Elle ne tarde
pas à devenir plus liquide; lorsqu'elle est complètement
claire, on peut en conclure que la séreuse a été lavée dans
sa totalité et retirer le trocart. On procède alors au pansement, qui doit être fait d'une façon toute méthodique, afin
d'éviter toute infection.

On recouvrira l'orifice d'une série de couches de collodion iodoformé, que l'on laissera solidifier ; puis le ventre
sera recouvert d'une épaisse couche d'ouate et soigneuse-
ment bandé. Le repos le plus absolu, l'immobilité au lit,
seront recommandés au malade.

6

QUATRIÈME PARTIE

Mode d'action de l'eau stérilisée chaude sur l'évolution de la péritonite tuberculeuse.

Après avoir indiqué le manuel opératoire employé dans le traitement de la péritonite tuberculeuse par la ponction suivie de lavage avec de l'eau stérilisée portée à une température élevée, nous devons nous demander quelle est l'action de ce mode thérapeutique et plus particulièrement de l'eau chaude sur l'évolution ultérieure de cette affection.

Les résultats obtenus nous permettent d'affirmer la guérison complète du malade et la disparition des symptômes cliniques. Reste à nous expliquer cette disparition et cette guérison.

L'eau chaude nous paraît agir de plusieurs manières. En dehors de l'action mécanique résultant de l'évacuation même du liquide ascitique, elle agit : 1° en déterminant une leucocytose abondante; 2° en augmentant l'énergie des leucocytes; 3° en diminuant la virulence du bacille de Koch.

Action mécanique. — Un des premiers effets de la ponction, c'est de débarrasser le péritoine du liquide ascitique riche en toxines et en ptomaïnes.

Ce liquide, d'après Cabot[1], agirait par sa pression comme irritant et par sa composition comme milieu favorable au développement du bacille. Pour lui, la tuberculose des séreuses guérit par les lavages antiseptiques, comme les plaies, sous l'influence d'un pansement.

Pour Van de Warker[2], la guérison serait obtenue par régression fibreuse.

Maurange pense que l'intervention agit surtout « en débarrassant la cavité péritonéale de cette ascite, véritable bouillon de culture où pullulent les micro-organismes, en les détergeant et en assurant l'antisepsie, comme le veulent Cabot et Cameron. »

Pour Weinstein[3], l'intervention diminue la pression exercée par le liquide ascitique sur les vaisseaux lymphatiques et autres, dont elle détermine une inflammation, qui sera un obstacle à la reproduction du liquide.

Vierordt[4] admet qu'en supprimant l'ascite on supprime la gêne circulatoire et respiratoire; on fait cesser l'influence paralysante d'une séreuse enflammée, sur les muscles sous-jacents diaphragme et intestins, ainsi que l'auto-intoxication par rétention du contenu intestinal.

Kœnig dit qu'elle agit en supprimant le point de départ de l'infection.

Bruhl pense que le milieu péritonéal ne convient pas au bacille de Koch.

Ceccherelli déclare que la guérison est le résultat d'une

(1) Cabot. Boston, Méd. and. sucy journ. CXIX, 124-129.
(2) Van de Warker, Journal of osbtetric, New-York, 1887, XX 932-940.
(3) Weinstein Wiener, Méd. Blœtter, 1887, p. 528.
(4) Vierordt, Deutsches Archiv. für Klin Méd., 1890.

péritonite adhésive et de la transformation fibreuse des
tubercules.

Se basant sur les expériences de MM. Debove et Rémond [1],
qui ont été amenés à considérer l'exsudat péritonéal comme
un liquide de culture bacillaire, M. le Professeur agrégé
Rispal [2], dans sa thèse inaugurale, explique « l'amélioration
consécutive à l'évacuation du liquide ascitique, par l'absorption d'une certaine quantité de vaccin soluble, la séreuse
ayant recouvré ses facultés d'absorption qu'elle avait perdues
par le fait de l'inflammation et de la macération. »

Cette hypothèse a été émise vers la même époque, par
Keetley [3].

On comprend cependant difficilement la possibilité de
cette absorption après l'évacuation de l'ascite. Quoi qu'il en
soit, cette explication ne saurait convenir à tous les cas.

Ce qui paraît plus vraisemblable, c'est que les tuberculoses péritonéales, qui guérissent par la simple ponction, sont
des tuberculoses dont la virulence est atténuée et par consé-
quent moins résistantes à un processus réactionnel quelconque.

Il suffira donc d'un faible effort de la nature, pour arriver
à triompher du bacille de Koch, d'où l'avantage de l'emploi
dans la péritonite tuberculeuse de l'eau chaude. Sous son
influence les tubercules retrocèdent et disparaissent, comme
guérissent par des lavements chauds les péri-métro-salpingites.

« Les poches s'affaissent, dit Reclus [4], les empâtements

(1) Debove et Rémond. *Soc. méd. Hôp.*, 3 avril 1891.
(2) Rispal, Thèse de Toulouse, 1891.
(3) Keetley. *The Lancet*, 15 nov. 1890.
(4) Reclus. *Semaine Médicale*, 13 nov. 1895.

disparaissent, les mouvements péristaltiques de l'intestin rompent les adhérences et là, où quelques semaines auparavant il existait des masses qui remplissaient le petit bassin, les exsudats, les collections purulentes se résorbent, le cul-de-sac devient plus souple, l'utérus plus mobile, et la région redevient presque normale ».

Ce que Reclus dit des péri-métro-salpingites, nous pouvons le répéter des péritonites tuberculeuses.

Cette rétrocession est en grande partie due à l'augmentation du nombre des leucocytes.

LA CHALEUR AUGMENTE LE NOMBRE DES LEUCOCYTES

La chaleur est, on le sait, un agent irritant des tissus et une cause puissante de la vaso-dilatation des petits vaisseaux. Il en résulte une diapédèse abondante des leucocytes à travers les parois des vaisseaux de toute la surface de la séreuse. Il n'est pas jusqu'aux cellules fixes du tissu conjonctif, jusqu'à l'endothélium de la séreuse elle-même, qui, sous l'influence de la chaleur, ne prolifèrent et ne donnent naissance à une grande quantité de leucocytes.

Enfin, les ganglions lymphatiques eux-mêmes, volumineux dans cette affection, et qui constituent de véritables moyens de défense de l'organisme, doivent donner issue à un très grand nombre de globules blancs. On comprend dans ces conditions, que la tuberculose puisse rétrocéder et guérir.

LA CHALEUR AUGMENTE L'ACTIVITÉ DES LEUCOCYTES

Nous devons ajouter que l'emploi de l'eau chaude déter-

mine, comme l'ont démontré les expériences de M. le Professeur agrégé Maurel [1], une augmentation de l'énergie des
leucocytes. Ceux-ci atteignent leur maximum d'activité entre
39 et 44 degrés. Or, la température de l'eau injectée dans
le péritoine est de 46°, tandis qne celle de l'épanchement
abdominal n'excède pas 39 degrés environ. Il doit s'établir
un équilibre entre ces deux liquides ; finalement la température du mélange ne doit pas dépasser 41 ou 42 degrés.
C'est celle qui convient le mieux aux leucocytes. Leurs
mouvements sont alors très actifs et leurs déplacements
considérables.

Voici du reste les résultats obtenus par les expériences
de M. Maurel [2].

ACTION DES DIVERSES TEMPÉRATURES SUR L'ÉNERGIE DES LEUCOCYTES

1° L'action des diverses températures ne se révèle pas
seulement par la rapidité des mouvements et par des modes
différents de déplacement, mais encore par l'énergie plus ou
moins grande qu'elles donnent à ces éléments.

2° Sous ce rapport, on peut admettre cette loi, que
l'énergie, la force et même la résistance vitale d'un leucocyte, toutes autres conditions égales d'ailleurs, vont en
augmentant, des températures qui leur assurent à peine
quelques mouvements, 25° à 30°, jusqu'à la limite extrême
des activantes 42°, et même, pour quelques heures, entre
42° et 43°.

---

(1) Maurel. Recherches expérimentales sur les leucocytes du sang.
1er fascicule.

(2) Maurel. Recherches expérimentales sur les leucocytes du sang.
4e fascicule, p. 119-121.

3º Cet accroissement de la force, de l'énergie et de la résistance vitale, je l'ai vu se révéler dans les trois circonstances suivantes : dans la phagocytose des corps non dangereux, dans l'empoisonnement des leucocytes et dans leur lutte contre divers microbes pathogènes.

4º Dans la phagocytose des corps non dangereux, comme le charbon végétal, j'ai vu souvent un leucocyte, après avoir fait pénétrer dans sa masse un corps trop volumineux, rester immobile à une température donnée ; et, au contraire, reprendre ses mouvements et emporter ce corps sans difficulté, dès que j'élevais la température de quelques degrés seulement.

La contre épreuve peut être faite facilement en abaissant de nouveau la température ; et on peut répéter ces deux expériences bien des fois, à quelques minutes d'intervalle.

5º J'ai observé des faits de même ordre, en étudiant l'action de divers toxiques sur ces éléments.

Après avoir fait agir certains toxiques sur les leucocytes aux températures normales, et lorsque ceux-ci étaient déjà devenus immobiles, il m'est arrivé souvent de voir ces mêmes éléments reprendre leurs mouvements pendant quelques instants, en les soumettant aux températures fébriles de 39º à 43º.

Il est vrai que, peu après, même en maintenant le sang au même degré, ces mouvements cessent à leur tour. Mais dans mes expériences, le leucocyte restait forcément soumis à la même dose de toxique ; or, ne peut-on admettre que ce surcroît de force due à la chaleur eût pu le sauver, si, grâce à l'élimination constante qui a lieu dans l'organisme, la quantité de toxique eût diminuée.

6º Enfin, j'ai constaté le même fait pour plusieurs microbes pathogènes, et il est probable qu'il doit exister pour d'autres.

Après avoir absorbé une certaine quantité de ces micro-organismes, le leucocyte tombe dans l'immobilité ; or, que quelques minutes après cette immobilité bien constituée, on élève la température en la conduisant surtout aux températures de 39° à 42°, et l'on verra ce leucocyte reprendre ces mouvements et même absorber de nouveau des microbes.

Le plus souvent, de même que pour les toxiques ce surcroît d'énergie n'est que momentané ; mais, dans certains cas, j'ai vu cette prolongation de la vie des leucocytes se chiffrer par quelques heures ; et peut-être même, que dans les conditions ordinaires de son existence, ces hautes températures soutenues assez longtemps, lui eussent permis de triompher de ses adversaires et d'achever son évolution.

LA CHALEUR DIMINUE LA VIRULENCE DU BACILLE DE KOCH

C'est à M. le docteur Maurel que l'on doit, en grande partie, la connaissance exacte de l'action de la chaleur sur les microbes pathogènes en général, et sur le bacille de Koch en particulier.

Après avoir étudié les modifications de forme, de nombre et d'activité subies par nos leucocytes, en présence des températures élevées, et dites fébriles, il a, par une série de recherches, démontré l'action de la chaleur sur le bacille de Koch.

Elles ont été communiquées, en presque totalité, à l'Académie des sciences de Toulouse, en 1893.

7

Ne pouvant, ici, les rapporter complètement, nous nous bornerons à en résumer les plus importantes.

Dans une première série d'expériences, il étudie l'action du bacille de la tuberculose à l'état *virulent*, sur nos leucocytes [1]. Ceux-ci, après avoir absorbé une certaine quantité de bacilles de Koch, ne peuvent survivre que pendant quelques heures à cette absorption. Ils paraissent toutefois offrir une certaine résistance au bacille de la tuberculose. Il suffit, en effet, de l'atténuer légèrement pour qu'ils puissent en triompher.

Dans une deuxième série d'expériences, il étudie l'action réciproque du bacille de la tuberculose ayant été soumis à une température de 65° et de nos leucocytes.

Il établit qu'une température de 65°, prolongée pendant une heure, diminue assez la virulence de ce bacille pour permettre à nos leucocytes de les absorber sans que leur évolution en soit sensiblement modifiée.

Dans une troisième série d'expériences, en soumettant le bacille de Koch à une température de 43° à 44° pendant 72 heures, il atténue également sa virulence d'une manière sensible. Nos leucocytes, en effet, dans ces conditions conservent leur activité pendant 7 heures au moins. Leurs mouvements, il est vrai, sont devenus plus lents, sous l'influence des bacilles absorbés. Mais ils peuvent néanmoins continuer leur évolution.

Dans une quatrième série d'expériences, une température de 41° à 42° prolongée pendant 15 heures, a de nouveau,

(1) Dans des expériences précédentes, le Dr Maurel avait étudié l'action de la tuberculine sur les éléments figurés de notre sang. (Voir *Midi Médical*, 10-17 septembre 1892).

sensiblement diminué la virulence du bacille de Koch.
Grâce à cette atténuation et à l'activité de nos leucocytes
augmentée par la température de 41 degrés, ces éléments
ont pu résister au bacille de la tuberculose, jusqu'à ce que
leur activité ait été diminuée soit par épuisement, soit par
la période avancée de leur évolution.

Ces expériences établissent donc la possibilité pour nos
leucocytes, au moins pour quelques heures, dans certaines
conditions de température données, de triompher du
bacille tuberculeux.

Ces températures élevées (39 à 41°) sont donc d'autant
plus avantageuses pour nos leucocytes que, pendant qu'elles
atténuent la virulence du bacille, elles assurent le maximum
d'activité des leucocytes.

Le pouvoir pathogène du bacille de la tuberculose est donc
des plus variables : il peut tuer nos leucocytes en quelques
heures, puis, son énergie diminuant, il leur laisse une survie
double ou triple, et enfin il peut même perdre tout danger
pour eux.

Dans cette diminution de son pouvoir leucocyticide, tous
les degrés peuvent donc être atteints, de sa plus grande
virulence à un état tout à fait inoffensif.

On comprend donc que, sous l'influence du lavage avec
de l'eau chaude, on puisse voir l'amélioration se produire.
Par sa température élevée, on atténue la virulence du bacille
de Koch et on augmente l'activité des leucocytes, double
condition très favorable au triomphe de ce dernier. L'eau
chaude est donc ainsi doublement antiseptique.

En résumé, de toutes ces considérations, cherchant
l'explication d'un résultat heureux constaté dans cette obser-

vation, sans que nous puissions être affirmatif, nous croyons pouvoir admettre que le lavage avec de l'eau chaude, agirait :

1º Par le lavage, en débarrassant le péritoine du liquide riche en poisons de toutes sortes qu'il contient;

2º En déterminant une augmentation du nombre des leucocytes;

3º En augmentant leur activité et en diminuant la virulence du bacille de Koch.

CINQUIÈME PARTIE

Dans quels cas devrons-nous avoir recours à la ponction suivie du lavage avec de l'eau bouillie, chaude, et à quelles formes de péritonite tuberculeuse cette intervention convient-elle ?

On admet généralement trois variétés principales de péritonite tuberculeuse :

1o La forme miliaire aiguë ;

2o La forme ulcéreuse chronique ;

5o La forme chronique fibreuse (*sèche ou ascitique*).

Dans sa thèse, Pic a fort bien étudié les indications thérapeutiques de chacune de ces variétés.

« Nous ne connaissons pas, dit-il, d'intervention dans la péritonite *miliaire aiguë*, ni dans la péritonite à forme *ulcéreuse sèche* : la proportion des guérisons est nulle (2 interventions, 2 morts). Dans la péritonite tuberculeuse à forme *ulcéreuse suppurée*, la guérison est obtenue dans 42,85 % des cas ; dans la forme *fibreuse sèche*, dans 71.42 % ; dans la forme *ascitique généralisée*, dans 73.23 %, et enfin, dans la forme *ascitique enkystée*, dans 93.12 % des cas. »

C'est donc dans les formes chroniques fibreuses que la laparotomie a le plus de chances d'être efficace.

Il en sera de même, semble-t-il, du traitement par la

ponction et le lavage. Le temps le plus important de la laparotomie, c'est, nous l'avons vu, le lavage. On obtiendra donc des résultats aussi favorables par la simple ponction.

Cette méthode nous paraît encore devoir rendre des services dans les diverses autres formes.

Dans la forme ulcéreuse suppurée notamment, elle permettra l'évacuation du liquide ascitique plus ou moins purulent, et des produits tuberculeux, sans exposer le malade, déjà très affaibli par la fièvre, les sueurs et les troubles gastro-intestinaux, aux dangers de la laparotomie avec anesthésie.

Dans la forme fibreuse sèche, les adhérences existant entre les surfaces péritonéales, formant des brides, des cloisons, rendront la ponction inutile.

Cependant, si l'on pouvait soupçonner l'existence d'une poche enkystée, contenant une plus ou moins grande quantité de liquide, on pourrait sans hésiter, à l'aide du trocart, lui donner issue à l'extérieur et faire pénétrer ensuite une certaine quantité d'eau bouillie chaude.

Quoi qu'il en soit, de toutes les formes de péritonite tuberculeuse, la forme fibreuse ascitique est la plus propice au traitement par la ponction suivie du lavage. C'est elle que nous avons vu se terminer par la guérison, chez le malade dont l'observation a servi de base à ce travail.

A quel moment devra-t-on intervenir ?

Il importe de ne pas attendre la dissémination des lésions tuberculeuses, pour proposer l'opération. Il vaut mieux pratiquer une intervention précoce.

Les lésions de la séreuse péritonéale ne sont pas alors trop avancées et sont susceptibles de régression ; d'autre part, l'état général du malade n'est pas altéré, on ne trouve pas d'autres lésions viscérales et la tuberculose est bien localisée. Il suffira d'une intervention légère, pour permettre à l'organisme de lutter avec succès contre le bacille de Koch et ses produits solubles.

Cependant, dans certains cas, alors même qu'on se trouverait en présence d'un malade cachectique, avec des lésions pulmonaires avancées, et ascite abondante, on pourrait le faire bénéficier de la ponction avec lavage.

Dans ce cas, on abandonnerait dans la cavité abdominale une certaine quantité d'eau bouillie, qui agirait à la façon d'une véritable transfusion.

L'existence de la fièvre équivaut, pour certains auteurs, à une contre-indication formelle.

D'après Pic, la laparotomie pratiquée pendant la période fébrile court le risque de donner un coup de fouet à la tuberculose, et de provoquer la généralisation, si non immédiatement, du moins dans un délai assez rapproché !

En serait-il de même avec la ponction ?

Faute d'observations, il nous est impossible de le savoir. La bénignité de cette opération nous fait supposer qu'il n'en saurait être ainsi, du moins dans tous les cas.

Néanmoins, on devra s'efforcer, par un traitement médical approprié, de rendre le malade apyrétique, sans trop cependant retarder l'intervention. Le retard finirait par être plus dangereux que la ponction elle-même. Il n'est pas rare de voir la fièvre diminuer, et même tomber complètement, après l'évacuation du liquide ascitique.

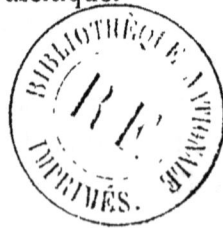

CONCLUSIONS

1º La péritonite tuberculeuse est une des formes cliniques de la tuberculose, dont la guérison naturelle est des plus fréquentes.

2º Les méthodes thérapeutiques les plus variées ont été tour à tour employées. Elles comptent toutes un certain nombre de succès.

3º La laparotomie qui a été, dans ces dernières années, l'opération de choix, dans le traitement de la péritonite tuberculeuse, paraît devoir son efficacité au lavage de la cavité péritonéale.

4º La *ponction* qui permet d'évacuer le liquide ascitique et de laver le péritoine, sans ouvrir l'abdomen, nous paraît devoir être préférée, dans la plupart des cas, à la laparotomie.

5º Pour le lavage, on devra donner la préférence à *l'eau stérilisée chaude*.

En dehors de son action mécanique, elle augmente le nombre des leucocytes, en favorise l'activité et diminue la virulence du bacille de Koch.

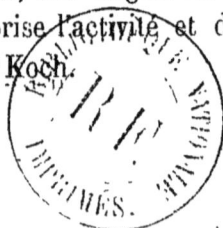

6º Pour tous ces motifs, et en raison même des nombreux dangers de l'emploi des antiseptiques, le traitement de choix de la péritonite tuberculeuse paraît être la ponction suivie du lavage avec de l'eau stérilisée chaude.

7º Cette méthode conviendra tout particulièrement à la forme chronique fibreuse ascitique.

———◦◦◦———

Le Président de la thèse,
CAUBET.

Vu : *Le Doyen de la Faculté.*
A. LABÉDA.

Vu et permis d'imprimer :
Touiouse, le 17 décembre 1895.

POUR LE RECTEUR,

Le doyen délégué,
J. PAGET.

Toulouse. — Imp. MARQUÉS et Cie, boulevard de Strasbourg